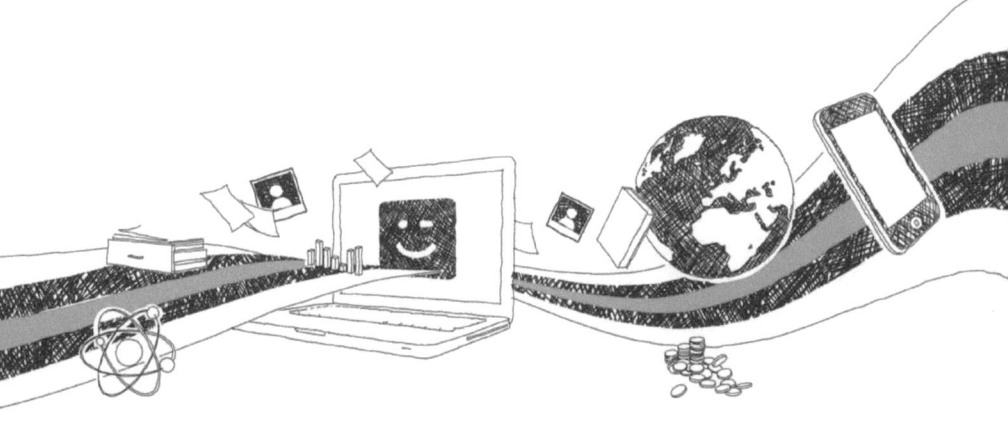
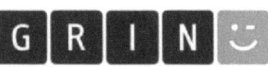

Bibliografische Information der Deutschen Nationalbibliothek:

Die Deutsche Bibliothek verzeichnet diese Publikation in der Deutschen National-
bibliografie; detaillierte bibliografische Daten sind im Internet über http://dnb.d-
nb.de/ abrufbar.

Impressum:

Copyright © 2015 GRIN Verlag, Open Publishing GmbH
Druck und Bindung: Books on Demand GmbH, Norderstedt Germany
ISBN: 978-3-668-04810-2

Dieses Buch bei GRIN:

http://www.grin.com/de/e-book/304697/lebenslanges-lernen-warum-wir-personal-
entwicklung-in-unternehmen-brauchen

Nicole Rosenow

Lebenslanges Lernen: Warum wir Personalentwicklung in Unternehmen brauchen

GRIN Verlag

GRIN - Your knowledge has value

Der GRIN Verlag publiziert seit 1998 wissenschaftliche Arbeiten von Studenten, Hochschullehrern und anderen Akademikern als eBook und gedrucktes Buch. Die Verlagswebsite www.grin.com ist die ideale Plattform zur Veröffentlichung von Hausarbeiten, Abschlussarbeiten, wissenschaftlichen Aufsätzen, Dissertationen und Fachbüchern.

Besuchen Sie uns im Internet:

http://www.grin.com/

http://www.facebook.com/grincom

http://www.twitter.com/grin_com

Inhalt

Abbildungsverzeichnis

Abkürzungsverzeichnis

IT   Informationstechnologie

LLL   lebenslanges Lernen (longlife learning)

OECD   Organisation for Economic Co-operation and Development

PE   Personalentwicklung

UNESCO   United Nations Educational, Scientific and Cultural Organization

1 Einleitung

Durch den demografischen Wandel nimmt die Gesamtbevölkerung in Deutschland ab. Damit verbunden kommt es zu einem Fachkräftemangel und mehr älteren Erwerbstätigen über 50 Jahre. Die Heraufsetzung des Rentenalters auf 67 Jahre trägt dazu bei, dass immer mehr Erwerbstätige länger arbeiten als bisher.

Lebenslanges Lernen ist nicht neu, wird aber immer wichtiger in der heutigen Wissensgesellschaft.

Der Aspekt dieser Arbeit liegt auf lebenslangem Lernen in der Personalentwicklung mit Schwerpunkten auf demografischem Wandel und Fachkräftemangel. Nicht nur Mitarbeiter brauchen lebenslanges Lernen – auch die Personalentwickler müssen lernen, auf die veränderten Bedingungen möglichst früh zu reagieren um das Unternehmen wettbewerbsfähig zu halten. Und die Unternehmen müssen lernen, mehr in Personalentwicklung zu investieren.

Nach Definition einiger Begriffe wird die Situation in Deutschland bis zum Jahr 2060 betrachtet. Weiter wird auf die einzelnen Aspekte „ältere Mitarbeiter", „Fachkräftemangel" und „frühzeitige Vorbereitung auf den demografischen Wandel" eingegangen.
Die zentrale Rolle der Personalentwicklung im Unternehmen wird näher erörtert und es folgt eine Darstellung der derzeitigen Situation in Unternehmen.

Aus Gründen der besseren Lesbarkeit des Textes wurden die Begriffe stets in der kürzeren, männlichen Schreibweise (z.B. Mitarbeiter) verwendet.

2 Definitionen

Lebenslanges Lernen

„Lebenslanges Lernen umfasst alles formale, nicht-formale und informelle Lernen an verschiedenen Lernorten von der frühen Kindheit bis einschließlich der Phase des Ruhestands. Dabei wird "Lernen" verstanden als konstruktives Verarbeiten von Informationen und Erfahrungen zu Kenntnissen, Einsichten und Kompetenzen."[1]

„alles Lernen während des gesamten Lebens, das der Verbesserung von Wissen, Qualifikationen und Kompetenzen dient und im Rahmen einer persönlichen, bürgergesellschaftlichen, sozialen, bzw. beschäftigungsbezogenen Perspektive erfolgt."[2]

Personalentwicklung

„Unter dem Begriff "Personalentwicklung" werden alle geplanten Maßnahmen (im Unterschied zur Sozialisation) gefasst, die geeignet sind, die **individuelle** berufliche [sic] Handlungskompetenz (in Abgrenzung zur Organisationsentwicklung) der Mitarbeiter zu entwickeln und zu erhalten. Mit Personalentwicklung soll der Unternehmenserfolg unter weitgehender Berücksichtigung der Potenziale und Interessen der Mitarbeiter gesichert werden." [Hervorhebung im Original][3]

„Personalentwicklung umfasst alle Maßnahmen der Bildung, der Förderung und der Organisationsentwicklung, die von einer Person oder Organisation zur Erreichung spezieller Zwecke zielgerichtet, systematisch und methodisch geplant, realisiert und evaluiert werden."[4]

Humankapital

„Humankapital in der hier vorgeschlagenen Version ist der finanzielle Wert der menschlichen Arbeitskraft auf dem Arbeitsmarkt."[5]

---

[1]   Bund-Länder-Kommission, S. 13.
[2]   Kommission der europäischen Gemeinschaften 2001, S. 9
[3]   Kauffeld 2011, S. 114.
[4]   Becker 2013, S. 5.
[5]   Dürndorfer 2004, S. 180.

3 Demografische Entwicklung in Deutschland

Seit 2003 nimmt die Bevölkerung in Deutschland ab. Die Geburtenzahlen sinken und die Anzahl der Sterbefälle steigt, trotz einer insgesamt höheren Lebenserwartung. Die Sterberate ist höher als die Geburtenrate.[6] Davon betroffen ist auch die Bevölkerung im Erwerbsalter (20 bis 65 Jahre). 2009 waren es noch knapp 50 Millionen Erwerbstätige, nach Schätzungen werden es 2060 nur 36 Millionen sein. Das sind 27%, also fast ein Drittel weniger.[7]

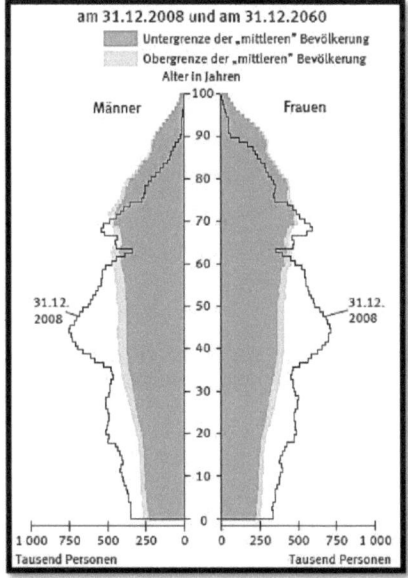

Abbildung 1: Bevölkerungsvergleich 2008 und 2060 (Statistisches Bundesamt (Hrsg.) 2009, S. 15)

Deutlich sichtbar ist die Abnahme der Altersgruppe zwischen 35 und knapp 50 in Abbildung 1. In Zukunft wird das Erwerbspersonenpotenzial älter als 50 Jahre sein. Dazu kommt der verspätete Eintritt in das Rentenalter mit 67 Jahren.[8]

---

6   Vgl. Statistisches Bundesamt (Hrsg.) 2009, S. 5.
7   Vgl. ebd., S. 17.
8   Vgl. ebd., S. 18.

4

4 Von der Produktions- zur Dienstleistungs- und Wissensgesellschaft

Das Europäische Jahr 1996 war dem lebenslangen Lernen (LLL) gewidmet und hatte als ein Schwerpunktthema: Der Zugang zur Berufsbildung muss lebenslang garantiert sein. Schon zu diesem Zeitpunkt war der Wandel der Arbeitsorganisation für die Zukunft insbesondere durch Informationstechnologie absehbar.[9]

Die UNESCO (United Nations Educational, Scientific and Cultural Organization) wollte 1996 das Konzept des „Lifelong Learning" (LLL) auf alle Lebensbereiche anwenden (Lernen zusammenzuleben, Lernen Wissen zu erwerben, Lernen zu handeln, Lernen für das Leben) und damit eine Basis für lebenslanges Lernen schaffen.[10]

Spezifischer auf das LLL ging die OECD (Organisation für wirtschaftliche Zusammenarbeit und Entwicklung) in ihrem Konzept auch auf die Zeit nach Schule und Ausbildung auf dem Arbeitsmarkt ein.[11]

1996 wurden drei große Trends herausgearbeitet, die eine Veränderung für die Gesellschaft bedeuten:

• Globalisierung
• Informationsgesellschaft
• Wissenschaftlich-technische Revolution[12]

Diese Trends gelten auch heute noch. Hinzu kommt die Halbwertzeit des Wissens. Je schneller Wissen veraltet ist und immer mehr dazu kommt, umso wichtiger ist es, sich kontinuierlich lebenslang fort- und weiterzubilden.

Durch den Wandel von der Industrie- zur Dienstleistungsgesellschaft nehmen die Bedeutung von Wissen und Kompetenz der Mitarbeiter zu.[13]

---

[9]   Vgl. EUROPÄISCHE KOMMISSION (Hrsg.) 1996, S. 8.
[10]   Vgl. Delors 1997, S. 83.
[11]   Vgl. OECD 1996, S. 15.
[12]   Vgl. EUROPÄISCHE KOMMISSION (Hrsg.) 1996, S. 5.
[13]   Vgl. Thom und Zaugg 2007, S. V.

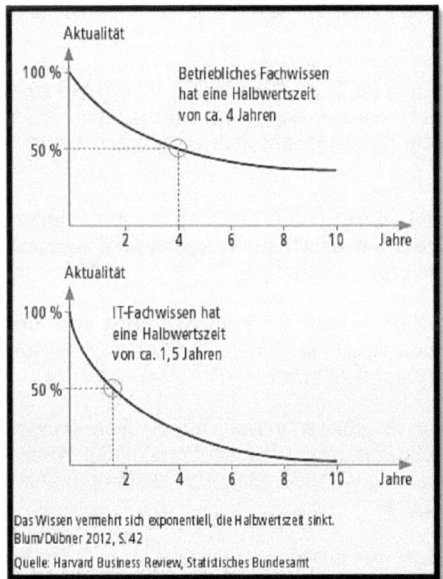

Abbildung 2: Halbwertzeit des Wissens (http://datenreport.bibb.de/media2013/schau_c1_2-1.pdf, Zugriff am 15.02.2015

Wie aus Abbildung 2 ersichtlich ist, haben betriebliches und IT-Fachwissen nur eine geringe Halbwertzeit. Die des IT-Fachwissens beträgt sogar weniger als die Hälfte des betrieblichen Fachwissens.

Daraus ergibt sich ein dringender Bedarf an regelmäßigen Weiterbildungen der Mitarbeiter eines Unternehmens.

5 Personalentwicklung in der Organisation

PE richtet sich an verschiedene Anspruchsgruppen mit verschiedenen Ansprüchen und Bedürfnissen und im Unternehmen.

5.1 Fachkräftemangel

Wie in Kapitel 2 dargestellt, sinkt die Zahl der Erwerbstätigen. Damit verbunden ist ein Mangel an Fachkräften. Schon heute fehlen in einigen Bereichen gut ausgebildete Mitarbeiter mit mittleren und höheren Qualifikationen, wie z.B. in den Ingenieursberufen.[14]

Mit der Einführung der Bachelorstudiengänge im Zuge des Bologna Prozesses 1999 wurde die Ausbildung an den Hochschulen verkürzt. Nach einem dreijährigen Studium ist mit dem Grad des Bachelor der erste Hochschulabschluss erreicht, mit dem in das Berufsleben gestartet werden kann.

Unternehmen bemängeln die unzureichende praktische Ausbildung der Absolventen. Firmen gründen ihre eigenen Universitäten, um qualifizierten Nachwuchs auszubilden. Die Personalentwicklung hat hier eine große Bedeutung.[15]

Firmen ohne eigene oder Partnerhochschule müssen ihr Personal selbst aus- und weiterbilden. Dies stellt eine große Anforderung an die Firmen, ihre Personalentwicklung selbst auszubauen und auf aktuellem Stand zu halten.[16]

Nicht nur Auszubildende, Studenten und Mitarbeiter müssen durch lebenslanges Lernen qualifiziert werden. Besonders Führungskräfte brauchen regelmäßig Weiterbildungsmaßnahmen, um sich den sich ständig verändernden Anforderungen anzupassen und darauf schnell reagieren zu können.[17]

Unternehmen können sich im „war for talent" gut positionieren, wenn sie sich als Arbeitgeber mit guten Weiterbildungsmöglichkeiten auf dem Arbeitsmarkt nach außen gegen ihre Konkurrenzen abheben.[18]

Eine zentrale Frage für Unternehmen ist, ob vorhandenes Personal weitergebildet wird, oder jüngere, besser ausgebildete eingestellt werden.[19]
Angesichts des zu erwartenden Mangels an gut ausgebildeten jungen Bewerbern können Unternehmen eventuell nicht mehr wählen, sondern müssen in die Weiterbildung des bestehenden Personals investieren.

Viele Berufstätige können es sich nicht vorstellen, lebenslang nur für ein Unternehmen zu arbeiten, weil sie sich beruflich verändern wollen.[20]
Unternehmen können diese Mitarbeiter halten, indem sie z.B. Jobratationen anbieten.[21]

---

[14]   Vgl. Pack et al. 2000, S. 12.
[15]   Vgl. Thom und Zaugg 2007, S. 58.
[16]   Vgl. Becker 2013, S. 3.
[17]   Vgl. Bea und Haas 2013, S. 528.
[18]   Vgl. Stiefel 2010, S. 80.
[19]   Vgl. Künzel 2007, S. 94.
[20]   Vgl. Heiden 2011, S. 58.
[21]   Vgl. ebd., S. 59.

5.2 Ältere Arbeitnehmer

Ältere Arbeitnehmer sind oft teuer durch lange Betriebszugehörigkeit und werden wegen unterstellter fehlender Entwicklungsmöglichkeiten und nahenden Renteneintritts nicht so gezielt weitergebildet wie jüngere Arbeitnehmer und besonders Führungskräfte. [22]

Dabei lernen ältere Mitarbeiter nicht wegen ihres Alters weniger, sondern die Umgebungsbedingungen, bisher Angewandtes und Erlerntes haben einen großen Anteil an der Lernfähigkeit. Monotone Tätigkeiten, eine reizarme Umgebung, Routinetätigkeiten und mangelnde geistige Anforderung können zum Verlust von Lernfähigkeit und Demotivation zur Weiterbildung beitragen. [23]

Durch die geringe Halbwertzeit des Wissens und sich ändernde Arbeits- und Umweltbedingungen, ist es kontraproduktiv, ältere Mitarbeiter von Weiterbildungs- und Qualifizierungsmöglichkeiten auszuschließen. Der Bedarf an geringqualifizierten Mitarbeitern sinkt. Um innovativ zu sein und am Markt bestehen zu können, brauchen Unternehmen gut ausgebildetes Personal. Für ältere Mitarbeiter gibt es geeignete Maßnahmen wie z.B. Rotationsmodelle oder Gruppen- und Teamarbeit, um neuen Anforderungen gerecht werden zu können. [24]

Ältere Mitarbeiter verfügen über (Spezial-)Wissen und Erfahrung. Daraus ergeben sich Vorteile für Unternehmen, wenn es gelingt, dies für einen Wettbewerbsvorteil zu nutzen. Ebenso haben sie sich oft ein soziales oder fachliches Netzwerk oder einen Kundenstamm aufgebaut. Jüngere Mitarbeiter können davon profitieren und Unternehmen können dadurch Fehlschläge vermeiden, wenn es um innovative Produkte geht. Gerade durch ihre langjährige Erfahrung wissen ältere Arbeitnehmer oft, welche Fehler in der Entwicklung vermieden werden können. So spart das Unternehmen Zeit und Geld für Fehlschläge. Erfahrung kann nicht weitergegeben werden, aber altersgemischte Teams profitieren voneinander. Jüngere haben aktuelles Fachwissen und Ältere die Erfahrung und Branchenwissen. [25]

Ältere Arbeitnehmer sind geeignet, Entwicklungen für Senioren mitzugestalten. Sie können einschätzen, ob ein Produkt oder eine Dienstleistung den Bedürfnissen und Anforderungen der älteren Kunden gerecht wird. Nicht nur in der Entwicklung, auch in der Vermarktung liegt es Vorteil des älteren Mitarbeiters. Er hat mehr Verständnis und Einfühlungsvermögen für diese Kundengruppe. [26]

---

[22] Vgl. Holz und Da-Cruz 2007, S. 16 und Pack et al. 2000, S. 26.
[23] Vgl. Pack et al. 2000, S. 16.
[24] Vgl. Pack et al. 2000, S. 33–34.
[25] Vgl. Holz und Da-Cruz 2007, S. 131.
[26] Vgl. ebd.

5.3 Frühzeitige Vorbereitung auf den demografischen Wandel

Aufgrund des teils schon bestehenden, aber auf jeden Fall zu erwartenden Fachkräftemangels und der vielfältigen Anforderungen in der Arbeitswelt, ist lebenslanges Lernen in Unternehmen nötig. Alle Mitarbeiter brauchen ständige Weiterbildung. Da der Anteil der älteren Arbeitnehmer steigt, ist eine zielgruppenorientierte Weiterbildung angebracht.[27]
Jüngere Mitarbeiter und Berufsanfänger brauchen andere Maßnahmen und Inhalte als ältere Mitarbeiter. In der heutigen Wissensgesellschaft ist eine abnehmende körperliche Belastbarkeit nicht mehr so entscheidend wie in der früheren Produktionsgesellschaft. Um Ausfälle durch Krankheit zu vermeiden ist auch ein Gesundheitsmanagement, speziell für die Bedürfnisse älterer Arbeitnehmer, ein Faktor für den Unternehmenserfolg.
So bleiben Erfahrungen und Wissen dem Unternehmen länger erhalten.[28]

Wissen geht mit ausscheidenden Mitarbeitern verloren. Unternehmen können dem vorbeugen, indem sie frühzeitig für Verbreitung dieses Wissens sorgen. Dazu muss eine Handlungsbereitschaft vorhanden sein und geeignete Maßnahmen müssen geschaffen werden.[29]

Auch sollten alle Mitarbeiter lebenslang lernen. Nicht nur jüngere und Führungskräfte, sondern gerade die älteren und geringqualifizierten Mitarbeiter sollten fortgebildet werden. Nur durch Investition in bestehende Mitarbeiter kann der drohende Mangel an qualifizierten Arbeitskräften abgemildert werden.[30]
Veränderungen rufen gerade bei älteren Arbeitnehmern Angst und Abwehrhaltung hervor. Deshalb sind andere Methoden der Weiterbildung als reine Wissensvermittlung nötig, wie z.B. Coaching und Training. Es gilt, auf die individuellen Bedürfnisse der Mitarbeiter einzugehen.[31]

Präventives und alternsorientiertes Handeln ist wichtig, bevor Probleme durch eine ältere Belegschaft auftreten. Mitarbeiter sind so zu fördern und ihre Beschäftigungssituation ist so zu gestalten, dass die Leistungspotentiale bis zum Ruhestand erhalten und gefördert werden.[32]

5.4 PE als zentraler Erfolgsfaktor

„Wissen ist eine derartige Ressource, die heute gerne neben Arbeit, Boden und Kapital als "vierter Produktionsfaktor" gewürdigt wird."[33]

---

[27]   Vgl. ebd., S. 17.
[28]   Vgl. Statistische Ämter des Bundes und der Länder 2009, S. 9.
[29]   Vgl. Reiss 2014, S. 71.
[30]   Vgl. Frerichs 2007, S. 69.
[31]   Vgl. Holz und Da-Cruz 2007, S. 138.
[32]   Vgl. Pack et al. 2000, S. 33
[33]   Bea und Haas 2013, S. 345.

Bildung erhöht die Produktivität, besonders durch Anpassung im technischen Fortschritt, wenn andere Einflussgrößen gleich bleiben. Somit kann Bildung sinkende Erträge des Kapitals kompensieren und Wachstum über einen längeren Zeitraum garantieren.[34]

Aufgabe der PE ist es, die Qualifikation der Mitarbeiter zu gewährleisten. Nur so kann ein Unternehmen wettbewerbsfähig bleiben. Es muss ein Gesamtkonzept in Übereinstimmung mit der Unternehmensstrategie erstellt werden, damit die PE sich nicht in vielen einzelnen Aktivitäten verliert, die nicht den gewünschten Erfolg erzielen. Auch sollte die PE stellenbezogene und arbeitnehmerspezifische Weiterbildung anwenden.[35]

Die Professionalisierung der PE ist zu fördern, weil sie Arbeitsfähigkeit, Beschäftigungsfähigkeit und Wettbewerbsfähigkeit des Unternehmens garantiert. Mit der zunehmenden Bedeutung der PE verändert sich die Rolle im Unternehmen.[36]

Ein weiterer wichtiger Faktor ist Zeit. Schneller lernen als die Konkurrenz bringt einen Wettbewerbsvorteil. Weiterbildungen, deren Wissen nicht zeitnah angewendet werden können, sind nicht effektiv für ein Unternehmen, da dieses Wissen bis zur Anwendung wieder vergessen wird. Neue Lernformen sind erforderlich, z.B. „learn and act", wo neues Wissen direkt am Arbeitsplatz angewendet wird.[37]

Becker (siehe folgende Abbildung) teilt PE in engen, erweiterten und weiten Sinn ein.

- Bildung
- Bildung + Förderung
- Bildung + Förderung + Organisationsentwicklung

---

[34]   Vgl. Künzel 2007, S. 90.
[35]   Vgl. Thom und Zaugg 2007, S. 397.
[36]   Vgl. Becker 2013, S. 3.
[37]   Vgl. Stiefel 2010, S. 19.

Bildung	Förderung	Organisationsentwicklung
• Berufsausbildung inklusive duale Hochschulausbildung	• Stellenbündel	• Teamentwicklung
• Fachhochschul- und Hochschulbildung	• Auswahl und Einarbeitung	• Projektarbeit
• Berufliche und allgemeine Weiterbildung	• Arbeitsplatzwechsel	• sozio-technische Systemgestaltung
• Führungskräfte- und Führungsnachwuchskräftebildung	• Auslandseinsatz	• Gruppenarbeit
• Arbeitsplatznahes und arbeits-integriertes systematisches Anlernen	• Nachfolge- und Karriereplanung	• Change Management
• Umschulung	• Strukturiertes Mitarbeitergespräch	• Großgruppenveranstaltungen
	• Systematische Entwicklungsberatung	• Fachliche Netzwerke und soziale Netzwerke
	• Peer Supervision, kollegiale Beratung	• Events und Kulturveranstaltungen
	• Coaching, Mentoring	• Betriebsfeiern, Newsletter und Betriebszeitungen
	• Supervision	
PE im engen Sinn = Bildung	PE im erweiterten Sinn = Bildung + Förderung	PE im weiten Sinn = Bildung + Förderung + Organisationsentwicklung

Abbildung 3: Inhalte der Personalentwicklung (Becker 2013, S.4)

Es gilt, aus diesem Pool der Maßnahmen, die jeweils geeignete für die Position des Mitarbeiters im Unternehmen, bezogen auf seine individuellen Erwartungen, Möglichkeiten, Fähigkeiten, Vorkenntnisse und Wünsche auszuwählen.[38]

Es gibt immer mehr Qualifizierungsangebote für Personalentwickler auf dem Weiterbildungsmarkt. Eine bedarfsgerechte Professionalisierung der Personalentwickler ist ohne fortwährende Weiterbildung nicht zu gewährleisten.[39]

Die PE leistet eine optimale Unterstützung der Unternehmensentwicklung, wenn sie früher und schneller auf Veränderungen vorbereitet ist, als das Unternehmen. Dies gelingt, wenn die PE sich ihrer eigenen ständigen Veränderung bewusst ist und darauf reagiert.[40]

Lernen ist folglich ein zentraler Aspekt der Unternehmensentwicklung. Wenn die Verantwortlichen den Handlungsbedarf erkennen und entsprechende Lösungsmöglichkeiten erarbeiten, ist das Unternehmen in der Lage, auf ein sich veränderndes Umfeld zu reagieren. Die Lösungen sind an jede Anspruchsgruppe im Unternehmen auszurichten, damit sich das Unternehmen als Ganzes zukunftsfähig entwickelt.[41]

---

[38] Vgl. Preiser 2014, S. 2.
[39] Vgl. Thom und Zaugg 2007, S. 49.
[40] Vgl. Becker 2013, S. 13.
[41] Vgl. Thom und Zaugg 2007, S. 235.

Alle Akteure der Personalentwicklung haben ihren Anteil:

- Die Unternehmensleitung gibt den strategischen Rahmen vor
- Die Personalentwicklung setzt die strategischen Ziele in eine zielgerichtete Fort- und Weiterbildung der Mitarbeiter um
- Die Führungskräfte sind „Personalentwickler vor Ort" und sind Vorbilder für lebenslanges Lernen
- Die Mitarbeiter sorgen für ihre fachliche und persönliche Entwicklung im Sinne des Unternehmens

Wenn von der Unternehmensleitung bis zum einzelnen Mitarbeiter alle in der Lage sind, frühzeitig einen Handlungsbedarf zu sehen, daraus richtige Ziele ableiten und Lösungen finden, ist Personalentwicklung ein entscheidender Faktor für die Unternehmensentwicklung. Dies gelingt nur mit rechtzeitig qualifiziertem Personal.[42]

So ergibt sich ein Zuwachs an Lernfähigkeiten und das gesamte Unternehmen wird zu einer lernenden Organisation[43]

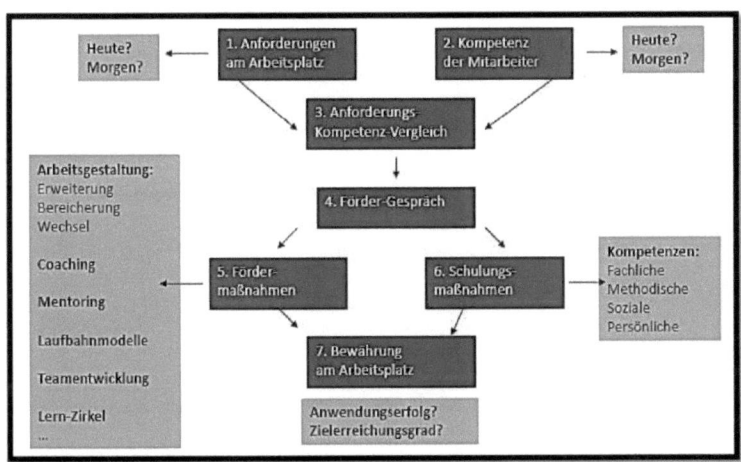

Abbildung 4: PE-Bedarfsanalyse (Kolodzyck 2011, S. 10)

In Abbildung 4 ist schematisch die Bedarfsanalyse dargestellt. Ein „Gießkannenprinzip" für alle Mitarbeiter ist nicht zielführend. Der Bedarf und die Art der Weiterbildung richtet sich nach aktuellen oder zukünftigen Anforderungen des Arbeitsplatzes und Kompetenzen und Möglichkeiten des Mitarbeiters.

---

[42]   Vgl. Thom und Zaugg 2007, S. 231.
[43]   Vgl. Stiefel 2010, S. 19.

Sind Weiterbildungsmaßnahmen jetzt oder erst in einer bestimmten Zeitspanne nötig? Ausgerichtet an Anforderungen des Arbeitsplatzes und Kompetenz des Mitarbeiters kann nach einem Abgleich und einem Gespräch mit dem Mitarbeiter die passende Förder- oder Schulungsmaßnahmen gewählt werden. Einige Zeit nach der Durchführung sollte überprüft werden, ob die Maßnahme erfolgreich war.

In Abbildung 5 sind verschiedene Personalentwicklungsmöglichkeiten dargestellt, aus denen nach Anforderung für den Arbeitsplatz, vorhandener Kenntnisse und individueller Eignung, bzw. Möglichkeiten, gewählt werden kann.

Personalentwicklung on the Job, near the Job, along the Job	Personalentwicklung off the Job
• Karriereplanung, Nachfolgeplanung • Projektarbeit, Sonderaufgaben • Jobrotation/Hospitationen • Trainee-Programm • Job-Enlargement/-Enrichment • Auslandsentsendung • Multiplikatorenprogramme • Lernpartnerschaften • Mentorenprogramme, Patenschaften • Qualitätszirkel • Medial gestützter Wissenstransfer • Zielvereinbarungen	• Fachliche Weiterbildung • Umschulung • Verhaltens- und managementbezogene Seminare (inhouse/ externe Anbieter) • Coaching und Einzeltraining • Prozessgestaltungs-Workshop • Teamtraining/-building • Selbstlernprogramme (Literatur, CBT, WBT, andere Medien) • Planspiele

Abbildung 5: Methoden der Personalentwicklung (Kolodzyck 2011, S. 25)

6 Aktuelle Situation in den Unternehmen

Defizite nach einem empirischen Befund der Unternehmensberatungsgesellschaft *Roland Berger & Partner:*

- Unternehmen lassen ihre gut ausgebildeten Mitarbeiter ihr Wissen nicht anwenden
- Unternehmen engagieren die besten Mitarbeiter, die sie innerhalb weniger Jahre an die Konkurrenz verlieren
- Unternehmen wissen, was bei der Konkurrenz passiert – aber nicht, woran es im eigenen Unternehmen mangelt
- Die Unternehmensspitze gibt ihr Wissen nicht an die Mitarbeiter weiter[44]

---

[44] Vgl. Bea und Haas 2013, S. 348–349.

Dieser Befund deckt sich mit den Ergebnissen des Beratungsinstituts Gallup, welches regelmäßig Befragungen von Angestellten durchführt. Demnach vermissen Mitarbeiter eine offene Kommunikation und es werde insgesamt zu wenig kommuniziert.[45]

Laut der neuesten Erhebung (siehe Abbildung 6) haben nur 15% der Arbeitnehmer eine hohe, 15 % gar keine und 70% eine geringe Bindung an ihren Arbeitgeber.

Dies kann für ein Unternehmen zu einem Problem werden, wenn gut ausgebildete Fachkräfte das Unternehmen verlassen und zu einem Konkurrenzunternehmen wechseln. Dem kann man mit eigenen Weiterbildungsangeboten vorbeugen. Zum Beispiel werden Führungskräfte nicht in Business-Schools weitergebildet, sondern betriebsintern. Mittels unternehmensspezifischem 360°-Feedback werden individuelle Entwicklungsziele formuliert. So entwickelt sich der Mitarbeiter persönlich und im Sinne des Unternehmens weiter, kann seine neu erworbenen Fähigkeiten aber nicht zwingend für ein Konkurrenzunternehmen nutzen.[46]

Selbst in Großbetrieben ist der demografische Wandel kaum ein Thema, da die Personalplanung meist nur über drei Jahre besteht.[47] In mittelständischen Betrieben fehlt es verschiedenen Gründen an Weiterbildungskonzepten. Diese sind jedoch ein entscheidender Faktor, Personal langfristig zu halten und Qualitätssicherung im Unternehmen zu gewährleisten.[48]

---

[45]   Vgl. Berkemeyer 2015, S. 37.
[46]   Vgl. Stiefel 2010, S. 128 f.
[47]   Vgl. Pack et al. 2000, S. 32.
[48]   Vgl. Baum und Stellwag 2014, S. 62.

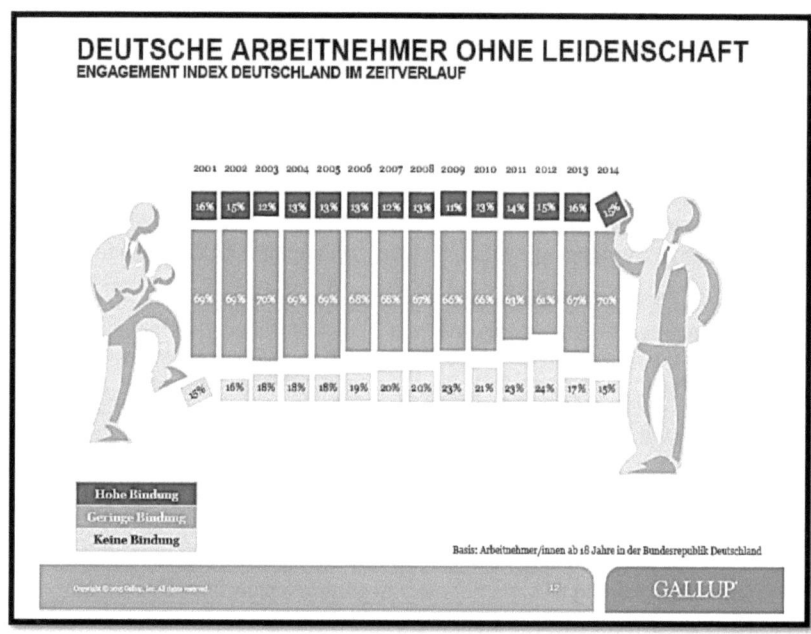

Abbildung 6: Engagement Index in Deutschland (Nink 2015, S. 12)

Nur wenige Unternehmen sehen jetzt einen Handlungsbedarf wegen der alternden Belegschaft. Nur ein kleiner Anteil zwischen 4 und 15% halten eine alternde Belegschaft für ein relevantes Thema und haben kein Konzept für anstehende Veränderungen.[49]

Bisher wird mehr Augenmerk auf die Förderung jüngerer Mitarbeiter und besonders Führungskräfte gelegt. Ältere Arbeitnehmer werden aus Unternehmen gedrängt.[50]

Hat Deutschland ein demografisches, oder ein Humankapitalproblem?
Bisher wird das vorhandene Potenzial nicht ausreichend genutzt. Hier sind Neuinvestitionen vor allem im Bereich des lebenslangen Lernens nötig, um so produktiv wie möglich zu sein.[51]

---

[49] Vgl. Holz und Da-Cruz 2007, S. 15.
[50] Vgl. ebd., S. 20
[51] Vgl. Dürndorfer 2004, S. 186

15

7   Fazit

Nach Berechnungen des statistischen Bundesamtes wird es Änderungen in der Altersstruktur der Mitarbeiter und an der Zahl der Erwerbstätigen in Deutschland geben. Der größte Teil der Unternehmen ist darauf noch nicht eingestellt und hat keine Pläne, wie darauf zu reagieren ist.

Noch können junge Mitarbeiter mit neuem Wissen eingestellt werden. Diesen mangelt es jedoch an Erfahrung und langjährigem Firmenwissen, welches mit ausscheidenden älteren Mitarbeitern schwindet.

Außerdem arbeiten die Menschen länger bis zum Renteneintritt, was erfordert, dass auch Mitarbeiter 50+ weitergebildet werden, was bisher vernachlässigt wurde. Um innovativ und wettbewerbsfähig zu bleiben, können Unternehmen nicht mehr wie bisher ihren Bestand mit neuen jungen Mitarbeitern auffüllen. Sie müssen sich auf das lebenslange Lernen der Belegschaft inklusive Führungskräfte und Management vorbereiten – müssen selbst zu einer lernenden Organisation werden.

Nur so können Unternehmen in der heutigen Wissensgesellschaft und dem technologischen Fortschritt Bestand haben und wettbewerbsfähig bleiben.

Literaturverzeichnis

Baum, Isabell; Stellwag, Andrea (2014): Lernen in Eigenregie. In: *Personalwirtschaft* (07), S. 62–64.

Bea, Franz Xaver; Haas, Jürgen (2013): Strategisches Management. 6., vollst. überarb. Aufl. Konstanz, [u.a.], Stuttgart: UVK; Lucius (UTB, 8498 : Betriebswirtschaftslehre).

Becker, Manfred (2013): Personalentwicklung. Bildung, Förderung und Organisationsentwicklung in Theorie und Praxis. 6., überarb. und aktualisierte Aufl. Stuttgart: Schäffer-Poeschel.

Delors, Jacques (1997): Lernfähigkeit. Unser verborgener Reichtum : UNESCO-Bericht zur Bildung für das 21. Jahrhundert. Deutsche UNESCO-Kommission (Hrsg.). Neuwied: Luchterhand.

Dürndorfer, Martina (2004): Human Capital Leadership. Strategien und Instrumente zur Wertsteigerung der wichtigsten Ressource von Unternehmen. Hamburg: Murmann (Murmann Business & Management).

EUROPÄISCHE KOMMISSION (1996): Lehren und Lernen - auf dem Weg zur kognitiven Gesellschaft. Weißbuch zur allgemeinen und beruflichen Bildung. Luxemburg: Amt für Amtl. Veröffentlichungen d. Europ. Gemeinschaften.

Frerichs, Frerich (2007): Weiterbildung und Personalentwicklung 40plus: eine praxisorientierte Strukturanalyse, zuletzt geprüft am 15.03.2015.

Heiden, Ralf (2011): Berufswechsel - ein neuer Trend? In: *Personalwirtschaft* (12), S. 58–59.

Holz, Melanie; Da-Cruz, Patrick (2007): Demografischer Wandel in Unternehmen. Herausforderung für die strategische Personalplanung. Wiesbaden: Betriebswirtschaftlicher Verlag Dr. Th. Gabler / GWV Fachverlage GmbH, Wiesbaden.

Kauffeld, Simone (2011): Arbeits-, Organisations- und Personalpsychologie für Bachelor. Mit 34 Tabellen. Berlin [u.a.]: Springer (Springer-Lehrbuch).

Kolodzyck, Christine (2011): Seminardokumentation Personalentwicklung mit System. Hrsg. v. Chemie-Stiftung Sozialpartner-Akademie (CSSA).

Kühl, Stefan (2015): Entzauberung der lernenden Organisation. Warum die Hoffnung auf die «guten» Regeln des Wandels weitgehend vergeblich ist. In: *Organisations-Entwicklung* (1), S. 44–51.

Künzel, Klaus (Hrsg.) (2007): Bildung durch das ganze Leben - europäische Beiträge zur Pädagogik der Lebensspanne. Köln, Weimar, Wien: Böhlau (Internationales Jahrbuch der Erwachsenenbildung, Bd. 33/34).

OECD (Hrsg.) (1996): Lifelong Learning for all, 1996. OECD. Paris.

Pack, Jochen; Buck, Hartmut; Kistler, Ernst; Mendius, Hans Gerhard (2000): Zukunftsreport demographischer Wandel. Innovationsfähigkeit in einer alternden Gesellschaft. Bonn: bmb+f, Bundesministerium für Bildung und Forschung.

Preiser, Siegfried (2014). In: *reportpsychologie* (1), S. 2–3.

Reiss, Christian (2014): Relevantes Wissen speichern. So begenen Unternehmen Wissensrisiken. In: *Personalführung* (10), S. 70–73.

Stiefel, Rolf Th. (2010): Strategieumsetzende Personalentwicklung. Schneller lernen als die Konkurrenz. Wien: Linde (Fachbuch Wirtschaft).

Thom, Norbert; Zaugg, Robert J. (2007): Moderne Personalentwicklung. Mitarbeiterpotenziale erkennen, entwickeln und fördern. 2., aktualisierte Aufl. Wiesbaden, GWV Fachverlage, Wiesbaden: Betriebswirtschaftlicher Verlag Dr. Th. Gabler.

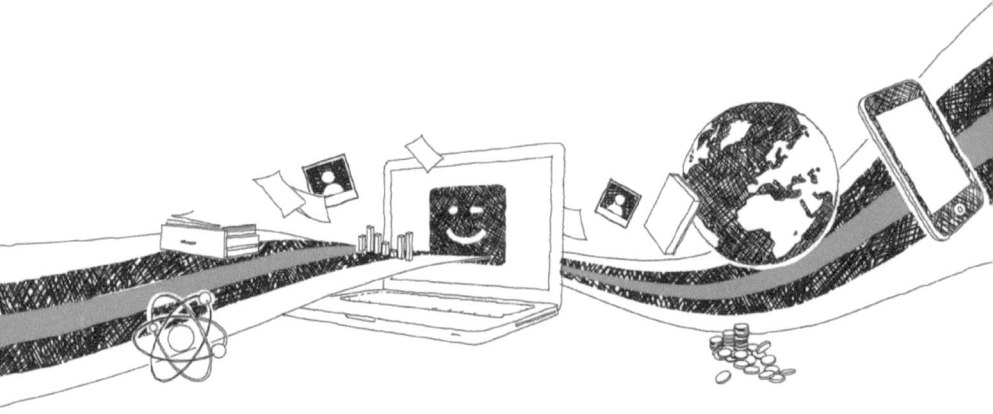
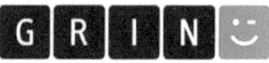